DIVYA M
ESTHER NALINI H

Mediadores lipídicos especializados pró-resolução na periodontite

DIVYA M
ESTHER NALINI H

Mediadores lipídicos especializados pró-resolução na periodontite

SPMs na periodontite

Imprint

Any brand names and product names mentioned in this book are subject to trademark, brand or patent protection and are trademarks or registered trademarks of their respective holders. The use of brand names, product names, common names, trade names, product descriptions etc. even without a particular marking in this work is in no way to be construed to mean that such names may be regarded as unrestricted in respect of trademark and brand protection legislation and could thus be used by anyone.

Cover image: www.ingimage.com

This book is a translation from the original published under ISBN 978-620-7-64028-7.

Publisher:
Sciencia Scripts
is a trademark of
Dodo Books Indian Ocean Ltd. and OmniScriptum S.R.L publishing group

120 High Road, East Finchley, London, N2 9ED, United Kingdom
Str. Armeneasca 28/1, office 1, Chisinau MD-2012, Republic of Moldova, Europe
Printed at: see last page
ISBN: 978-620-8-15904-7

Conteúdo

1 INTRODUÇÃO 2
2 ANÁLISE GERAL 4
3 FIGURAS 12
4 REVISÃO DA LITERATURA 17
5 REVISÃO SISTEMÁTICA..33
6 DISCUSSÃO 47
7 CONCLUSÃO...51
8 BIBLIOGRAFIA 53

1 INTRODUÇÃO

INTRODUÇÃO

A inflamação é uma resposta biológica essencial, que é regulada por múltiplas interações endógenas entre o hospedeiro e o microbioma. A inflamação aguda é controlada temporal e espacialmente para manter a homeostase. A inflamação não resolvida é prejudicial para a função dos tecidos e promove a disbiose. A inflamação não resolvida e não controlada conduz a doenças crónicas como a periodontite. A periodontite é definida como uma doença inflamatória dos tecidos de suporte dos dentes causada por microrganismos específicos ou grupos de microrganismos específicos, resultando na destruição progressiva do ligamento periodontal e do osso alveolar com formação de bolsas periodontais, recessão gengival ou ambas. A resolução da inflamação periodontal é um mecanismo bioquímico ativo regulado por mediadores que alteram a expressão dos genes, as funções das proteínas e as células para restabelecer a homeostasia. Para manter a homeostase, as enzimas passam de uma atividade pró-inflamatória para uma atividade pró-resolução, que controla a regulação temporal da inflamação aguda. A resolução é um processo dinâmico que começa quando as enzimas produzem lípidos pró-resolução bioactivos. Uma nova classe de mediadores lipídicos derivados de ácidos gordos poli-insaturados (PUFAs) da dieta contribui para a resolução da inflamação. Estes mediadores, coletivamente designados mediadores lipídicos especializados pró-resolução (SPM), incluem lipoixinas, resolvinas, protectinas e maresinas.

Esta dissertação de biblioteca centra-se principalmente nos mediadores lipídicos pró-resolução e no seu papel na resolução da inflamação periodontal.

2 REVISÃO GERAL

Especializado Pro resolução de mediadores lipídicos

A inflamação é um processo natural que atrai as células imunitárias para o local da lesão ou infeção dos tecidos. A inflamação aguda é controlada temporal e espacialmente para manter a homeostasia. Uma nova classe de mediadores lipídicos derivados principalmente de ácidos gordos polinsaturados (AGPI) da dieta (Figura:1) contribui para a resolução da inflamação. Estes mediadores são referidos coletivamente como mediadores lipídicos especializados pró-resolução (SPMs) e incluem famílias de compostos conhecidos como "resolvinas", "lipoxinas", "maresinas" e "protectinas". Durante a fase de resolução de uma resposta inflamatória normal, as células regulam em baixa as enzimas responsáveis pela produção de lípidos pró-inflamatórios, como as prostaglandinas e os leucotrienos, enquanto regulam em alta as enzimas responsáveis pela produção de SPMs. As SPMs são únicas na medida em que possuem propriedades anti-inflamatórias e pró-resolução sem suprimir a resposta imunitária[1] .

<13 E <16 ÁCIDOS GORDOS ESSENCIAIS

As células dos mamíferos não são capazes de produzir ácidos gordos ómega 3 e 6 porque não possuem as desaturases específicas que introduzem ligações duplas nestas posições. Assim, são ácidos gordos essenciais para o ser humano e devem ser obtidos através da alimentação. O equilíbrio dos lípidos 3 e 6 no corpo humano é, portanto, fortemente influenciado pela qualidade dos lípidos da dieta. Os óleos vegetais e de peixe contêm uma variedade de lípidos, sendo os mais importantes o ácido - linolénico e o ácido linoleico. Após a absorção, o ácido - linolénico é metabolizado em ácido eicosapentaenóico (EPA), ácido docosapentaenóico n-3 (DPA n-3) e ácido docosahexaenóico (DHA) através do alongamento da cadeia de carbono e da introdução de estruturas de dupla ligação, enquanto o ácido linoleico é metabolizado em ácido araquidónico (AA). As ciclooxigenases, as lipoxigenases e as enzimas do citocromo P450 (CYP) convertem ainda estes ácidos gordos em mediadores lipídicos bioactivos .[2]

FONTES ENDOGÉNICAS DE SPMs

O líquido de lavagem bronco-alveolar humano, a expetoração, os condensados da respiração exalada, as lágrimas, o baço, os gânglios linfáticos, o cérebro, o líquido cefalorraquidiano, o tecido adiposo, a placenta, o líquido sinovial, o leite materno e a urina contêm SPMs. Nos tecidos periféricos, nos gânglios linfáticos, no baço e na medula óssea, as células B (Figura:2), as células T (Figura:3) e as células dendríticas (DCs) comunicam entre si e com as células do sistema imunitário inato, como os neutrófilos. Esta comunicação inclui muito provavelmente a troca de SPMs. A síntese de SPMs pode ser extremamente complexa, envolvendo um processo conhecido como "biossíntese transcelular", em que um tipo de célula produz precursores inactivos, que são depois passados para um segundo tipo de célula para serem convertidos em mediadores activos. Este processo pode também estar envolvido na comunicação entre células durante a inflamação e a resolução .[1]

RESOLVINS

As resolvinas são produzidas a partir de ácidos gordos ómega 3 precursores, DHA e/ou EPA, e actuam na resolução da inflamação para minimizar os danos nos tecidos e maximizar a proteção dos tecidos durante a inflamação aguda. As resolvinas endógenas (por exemplo, RvE1, RvE2 e RvE3) são produzidas a partir do EPA, e o DHA é um precursor das resolvinas da série D. Foi demonstrado que as resolvinas endógenas (Figura:4) aceleram a resolução da inflamação em modelos agudos e crónicos de inflamação, através de mecanismos anti-inflamatórios e pró-resolução. A resolvina E1 actua diminuindo a infiltração de neutrófilos e aumentando a remoção de fagócitos, o que acelera a resolução da inflamação. Do mesmo modo, as resolvinas derivadas do DHA, da série D, demonstraram reduzir a inflamação diminuindo a adesão dos plaquetas e dos leucócitos. Foi demonstrado que a RvE1 inibe a diferenciação dos osteoclastos e a reabsorção óssea, o que indica uma ação de preservação óssea distinta das conhecidas acções anti-inflamatórias e pró-resolução da RvE1[3] .

PROTEÍNAS

As protectinas são produzidas a partir do DHA e do EPA através de uma via mediada pela lipoxigenase. Esta via (Figura:5) converte o DHA num intermediário contendo 17S-hidroxi peróxido, que é rapidamente absorvido pelos leucócitos e convertido em protectina D1 ou neuroprotectina. A protectina D1 é igualmente produzida pelos linfócitos T-helper 2 do sangue periférico humano; inibe a secreção de TNF-a e IFN, bloqueia a migração das células T e promove a apoptose das células T. A protectina D1 e a protectina activada pela aspirina reduzem a transmigração de PMN através das células endoteliais e melhoram a eliminação de PMN apoptóticos pelos macrófagos humanos .[3]

MARESINS

Os macrófagos sintetizam maresinas, mediadores macrofágicos envolvidos na resolução da inflamação. As maresinas (Figura:6) são classificadas em dois tipos: maresina-1 e maresina-2. A fagocitose de células apoptóticas pelos macrófagos provoca a síntese de resolvina E1, protectina D1, lipoxina A4 e maresina-1. Tanto a maresina-1 como a maresina-2 estimulam eficazmente a eliminação de PMN apoptóticos, diminuindo a infiltração e a regeneração de PMN. Estimula a neovascularização e a cicatrização de feridas .[3]

LIPOXINAS

As lipoxinas são moléculas pró-resolutivas de ocorrência natural derivadas dos ácidos gordos ómega 6 que têm propriedades anti-inflamatórias e de resolução. As lipoxinas (Figura:7) são LM derivadas do AA diretamente ou através da conversão do LTA 4. As lipoxinas tornam-se mais estáveis, potentes e de ação prolongada na presença de aspirina. Na ausência de aspirina, os mediadores podem ainda provocar respostas anti-inflamatórias. Descobriu-se que as lipoxinas A4 e B4 são inibidoras da infiltração de PMN e estimuladoras do recrutamento de macrófagos não-flogísticos (não-inflamatórios)[3] .

SPMs RECEPTORES

Os SPMs controlam a inflamação e a resolução através da ativação de vários receptores acoplados à proteína G (GPCRs) de superfície celular, que transportam rapidamente sinais e activam vias intracelulares para controlar uma variedade de funções biológicas. O recetor 2 do péptido de formilo (ALX/FPR2, também conhecido como FPR2) foi o primeiro e mais estudado recetor SPM capaz de transmitir as acções biológicas do LXA4 nos PMNs. É expresso numa variedade de tipos de células, incluindo células mielóides e linfócitos, células endoteliais residentes, células epiteliais, fibroblastos e células estaminais. O RvD2 promove a eliminação de bactérias e a proteção de órgãos na inflamação infecciosa, ligando-se e activando o recetor DRV2/GPR18 nos PMN, monócitos e macrófagos. O ERV/ChemR23 é um GPCR que, tal como o ALX/FPR2, se liga e medeia os sinais do RvE1 em monócitos, células dendríticas e macrófagos. Como agonista parcial, o RvE1 interage com o BLT1, o recetor LTB4, para atenuar os sinais pró-inflamatórios do LTB4 e estimular a resolução através do ERV/ChemR23. O MaR1 interage parcialmente com o BLT1 humano recombinante e actua como agonista total do recetor 6 acoplado à proteína G (LGR6), que contém repetições ricas em leucina, em Ms, para aumentar a fagocitose e a eferocitose em humanos e ratos. O GPR37 foi recentemente identificado como um potencial recetor envolvido na fagocitose de Ms mediada por PD1 e na resolução da dor inflamatória e o GPR101 demonstrou mediar as acções pró-resolução do RvD5n-3 DPA. As interações SPM/recetor são específicas das células e dos órgãos e influenciam uma variedade de vias relacionadas com a inflamação, surgindo algumas caraterísticas comuns a nível molecular.[4]

MODO DE ACÇÃO / ACÇÕES DOS SPM's

- Biossíntese temporal em conjunto com o tráfego de exsudados leucocitários.
- Sinais de paragem para limitar o recrutamento adicional de PMN e os danos nos tecidos mediados por PMN; cessação da infiltração de PMN.
- Aumentar a fagocitose de PMN apoptóticos, detritos celulares e bactérias pelos macrófagos.
- Tem propriedades anti-inflamatórias e pró-resolução, tanto a nível transcricional como translacional.

- O NO e a PGI2 locais são produzidos pelas células endoteliais.
- Indução da heme oxigenase (HO-1).
- Fagocitose dos macrófagos e eferocitose.
- Produção de IL-10 por macrófagos.
- Melhorar a fagocitose dos PMN, a produção de ROS fagolisossomal, a morte microbiana e a eliminação.
- Produção de IL-1ra
- Adiponectina

ALVOS CELULARES DA ESPASMOS

A capacidade de contra-regular a resposta inflamatória aguda evoluiu para neutralizar e eliminar os agentes patogénicos, permitindo também a reparação dos tecidos inflamados ou lesionados. Os eventos celulares primários de resolução são a cessação do influxo e da ativação dos neutrófilos, bem como o recrutamento, a eferocitose e a fagocitose de microrganismos e detritos pelos macrófagos. Os SPMs são definidos como uma classe de mediadores, em parte devido às suas funções sobrepostas de limitar a acumulação de neutrófilos nos tecidos, contra-regular as citocinas pró-inflamatórias e promover a fagocitose pelos macrófagos. Os fagócitos produzem SPMs durante a eferocitose, que actuam como autacóides inibindo a ativação dos neutrófilos, aumentando a expressão celular apoptótica do receptor 5 de quimiocinas CC (CCR5) para a depuração das quimiocinas e promovendo a morte bacteriana e a eferocitose pelos macrófagos[5] . (Figura. 10)

CÉLULA	FUNÇÃO
Neutrófilos	1. Limitar a migração de neutrófilos e a diapedese 2. Diminuição da ativação celular, adesão, geração de espécies reactivas de oxigénio 3. Aumento da depuração microbiana
Macrófagos	1. Para remover microrganismos, resíduos de tecidos, células apoptóticas 2. Aumento da fagocitose e da produção de IL-10

	3. Diminuição das citocinas pró-inflamatórias
Células assassinas naturais	Exprime ALX & LXA4, CMKLR1, RvElreceptor
Células linfóides inatas	Inibir a libertação de citocinas pró-inflamatórias por LXA4 e MaR1
Linfócitos	1 Expressão de CCR5-Sequestro de citocinas pró-inflamatórias 2 . RvE1-Inibe a IL-17 e a IL-23 3 MaR1 - Indutor potente da formação de células T reguladoras quando combinado com TGF-P
Epitelial da mucosa células	1. inibir a migração trans-epitelial de neutrófilos e Expressão do fator de aceleração da decomposição nos epitélios da mucosa, bem como do péptido anti-infecioso bactericida proteína de aumento da permeabilidade e da enzima de desintoxicação de lipopolissacarídeos (LPS) fosfatase alcalina.

MEDIADORES LIPÍDICOS NOS FLUIDOS CORPORAIS

As SPM encontradas no plasma e no soro de adultos saudáveis incluem 18R-RvE1, 18R-RvE2, 18R-RvE3, RvD1, RvD2, RvD3, RvD4, RvD5, AT-RvD1, PD1 e MaR1. As SPM foram encontradas no plasma do cordão umbilical, no plasma de bebés e crianças, no soro, na saliva, nas lágrimas de homens e no leite materno humano[5].

MEDIADORES LIPÍDICOS NOS TECIDOS

O RvD1, o RvD2 e o PD1 foram encontrados no tecido adiposo subcutâneo humano e o RvD2 foi encontrado no músculo esquelético. Algumas SPMs foram encontradas em placentas humanas, bem como no baço e nos gânglios linfáticos post mortem[5].

EFEITOS DO SEXO NOS ESPASMOS

As fêmeas têm uma capacidade mais elevada do que os machos para a síntese endógena de EPA e DHA a partir do ácido alfa-linolénico. As mulheres podem ter uma maior capacidade de produzir Rvs, protectinas e maresinas da série D do que os homens devido à sua maior disponibilidade de DHA. As fêmeas apresentaram concentrações plasmáticas mais elevadas dos precursores de SPM 18-hidroxi-EPA, 14-hidroxi-DHA e 17-hidroxi-DHA do que os machos. Nas mulheres, a soma dos Rvs da série D foi significativamente mais elevada, enquanto o LTB4 pró-inflamatório foi significativamente mais baixo. O LTB4 era mais prevalente nos homens e estava ligado ao grupo de mediadores lipídicos masculinos, enquanto os RvE1 e RvE3 estavam ligados ao grupo de mediadores lipídicos femininos[6].

EFEITOS DA IDADE NOS ESPASMOS

O metabolismo dos PUFAs n-3 (EPA e DHA) altera-se com a idade e os adultos mais velhos têm níveis mais baixos de EPA e DHA no sangue, nas células e nos tecidos do que os adultos mais jovens[6].

3 FIGURAS

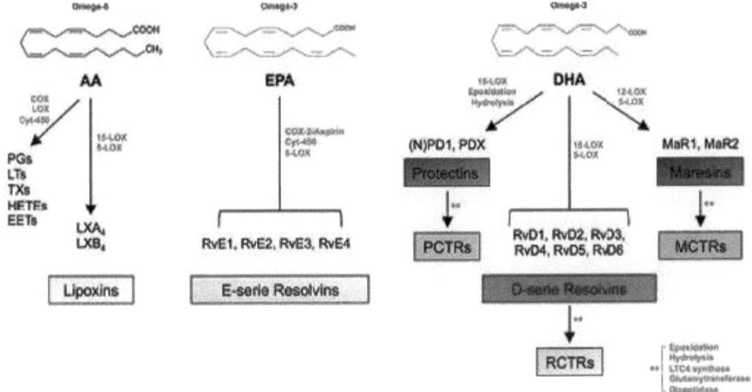

Figura 1: Derivado de SPM de ácidos gordos poli-insaturados

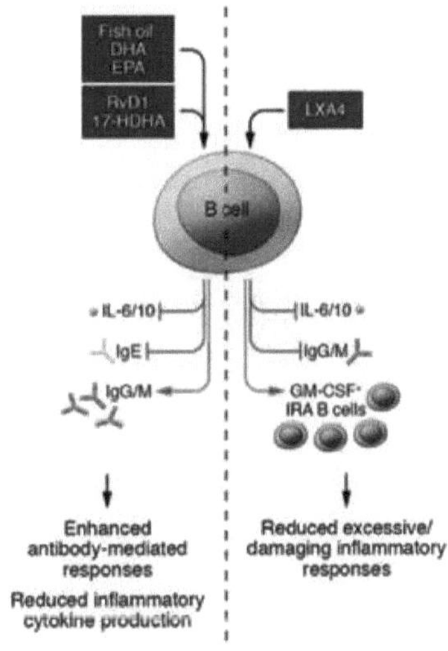

Figura 2: Papel das SPM's nas células B

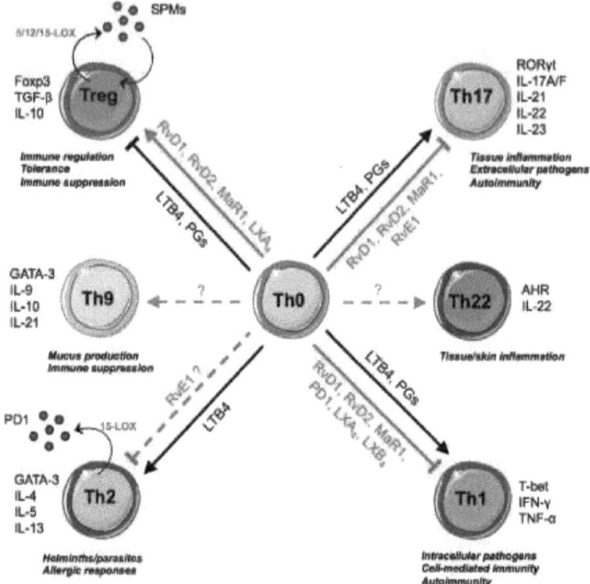

Figura 3: Papel das SPM's nas células T-Helper

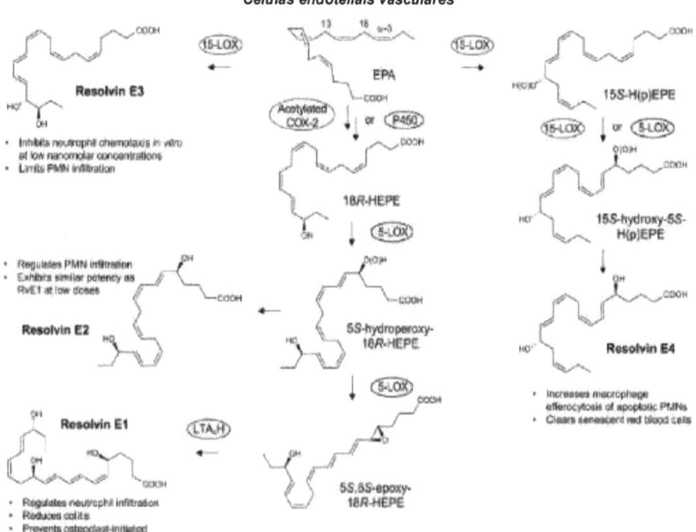

Figura 4: Resolvins da série E

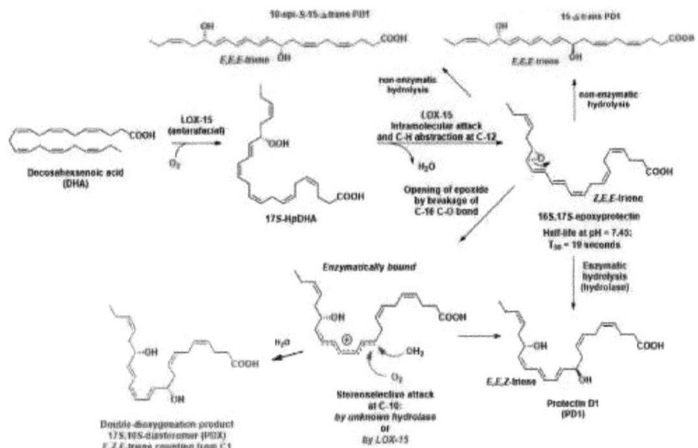

Figura 5: Protectinas

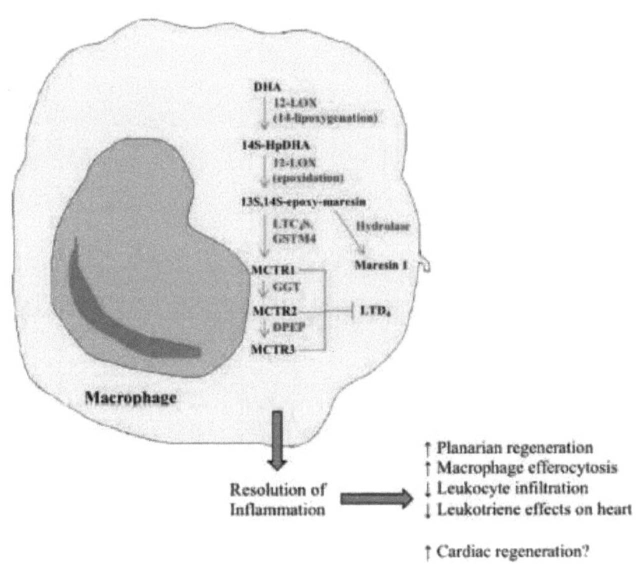

Figura 6: Maresins

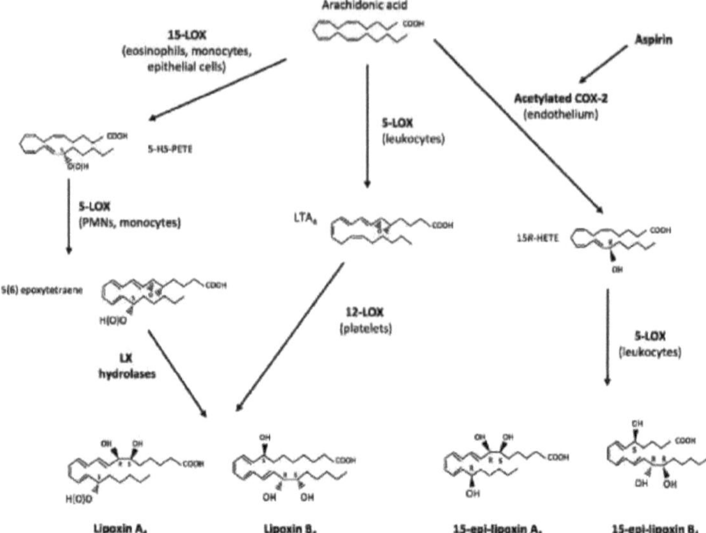

Figura 7: Derivado da lipoxina

4 ANÁLISE DA LITERATURA

Gisela Adrienne weiss et al (2013)[7] estudaram o perfil de ácidos gordos do leite para mediadores lipídicos bioactivos selecionados e os seus precursores no leite humano durante o primeiro mês de lactação. Foi registada a idade de lactação de 94 amostras de leite humano recolhidas de 30 mães. As amostras foram mantidas a 20°C durante cerca de 120 dias. Moser et al. recomendaram a preparação de amostras para a análise de ácidos gordos totais. Uma amostra de um litro foi injectada num sistema GC-MS de armadilha de iões Finnigan polarisq. 85 amostras de leite humano foram armazenadas a - 20 ° C durante cerca de 330 dias. Ao comparar o tempo de retenção e o espetro de massa com padrões autênticos, os ácidos gordos foram identificados. Foi utilizado um sistema de HPLC com uma coluna C18 para separar os analitos. As quantidades de c16:1 e c18:1 permaneceram estáveis ao longo do tempo, enquanto as quantidades de PUFAs mudaram à medida que a quantidade de DHA diminuiu. Descobriram níveis elevados de mediadores lipídicos e dos seus precursores de ácidos gordos no leite humano. LTB4, LXA4, RvE1, RvD1 encontram-se todos no leite materno. O Ml 8 - HEPE e o 17 - HDHA aumentaram ao longo das 4 semanas de lactação observadas, enquanto o 12 - HETE e o 15 - HETE permaneceram estáveis. Os resultados confirmaram uma quantidade significativa de DHA e AA no leite humano, com níveis mais elevados no início da lactação. Além disso, mostram a presença de mediadores lipídicos bioactivos no leite humano, que influenciam a atopia e a inflamação e, por conseguinte, a imunidade neonatal. Os resultados apoiam a inclusão de DHA e AA nas fórmulas para lactentes. O elevado teor de mediadores lipídicos anti-inflamatórios e dos seus precursores no leite materno humano pode indicar a importância dos mediadores lipídicos na imunidade neonatal e pode explicar por que razão o leite materno humano é superior às fórmulas para lactentes.

Brian.T.Kalish et al (2013)[8] estudaram os perfis lipidómicos num modelo murino de esteatose hepática e em bebés humanos que receberam nutrição parentérica (NP). Os ratos receberam uma solução de PN por via oral para induzir um modelo murino de esteatose hepática. Foram divididos aleatoriamente em três grupos. O Grupo 1 recebeu HCD + solução salina intravenosa e os Grupos 2 e 3 receberam emulsões lipídicas comerciais através de injecções na veia caudal, em dias alternados. O Grupo 2 recebeu HCD + FOLE, enquanto o Grupo 3 recebeu HCD + SOLE. O método de cromatografia líquida-EM foi utilizado para avaliar os mediadores lipídicos. O índice de pró-resolução na HCD foi de 0,3, 0,2 na SOLE e 2,9 na FOLE. O 14 - HDHA é um precursor para a formação de MaR, enquanto o 17 -HDHA é um precursor para a biossíntese de RvD1. O FOLE não só aumentou a biossíntese de mediadores pró-resolução, como também reduziu significativamente o metaboloma pró-inflamatório. O FOLE também diminuiu a PGE2, PGD2, PGF2 e TXB2. O efeito mais consistente do FOLE em humanos foi um aumento dos precursores pró-resolução, indicando a ativação de uma cascata de lípidos moduladores do sistema imunitário. O lípido utilizado para tratar a PN pode ter um impacto significativo no estado inflamatório do doente e na sua capacidade de resolver a doença. A utilização de SOLE é maioritariamente histórica e não há provas de superioridade fisiológica. A modulação direta do estado inflamatório pela FOLE fornece uma base fisiológica para o benefício terapêutico destas emulsões.

Hager R Zein elabdeen et al (2013)[9] analisaram os eicosanóides e os docosanóides no FGC, na saliva e no soro de um grupo de doentes com AgP e de controlos saudáveis. O estudo incluiu 19 pacientes com AgP e 19 controlos. A saliva não estimulada c o sangue periférico foram recolhidos, centrifugados e congelados em azoto líquido. O FGC foi recolhido com papel absorvente. O método HPLC-ESI-MS-MS foi utilizado para detetar ácidos gordos, eicosanóides e docosanóides no FGC, saliva e soro. O método ELISA KIT foi utilizado para medir os níveis de PGE2 e LXA4 nas amostras de FGC; as concentrações destes lípidos eram mais baixas nas amostras de saliva do que no soro e no FGC. Quando comparados com os controlos, os doentes com AgP tinham

níveis mais elevados de PUFAs ómega 3 e ómega 6, níveis mais elevados de

PGE2 e níveis mais baixos de LXA4. Em geral, as concentrações séricas de vários metabolitos de AGPI eram muito mais elevadas do que as concentrações na saliva e no FGC. Em comparação com os controlos saudáveis, o rácio entre mediadores lipídicos pró-resolução e pró-inflamatórios foi significativamente mais baixo no FGC, na saliva e no soro dos doentes com AgP. O FGC pareceu ser o fluido biológico mais fiável para avaliar a saúde periodontal. O rácio de derivados pró-resolução versus derivados pró-inflamatórios pode ser utilizado para identificar a destruição local na periodontite agressiva.

A.Z.Naqvi et al.(2014)[10] investigaram os efeitos da suplementação com DHA e AAS em doses baixas em adultos com periodontite moderada. O estudo incluiu pessoas com idade igual ou superior a 40 anos que sofriam de periodontite moderada. Num desenho paralelo e duplamente cego, os participantes foram distribuídos aleatoriamente por um de dois braços. A cor e o sabor das cápsulas de DHA e de placebo foram mascarados. As cápsulas de placebo foram administradas ao grupo de controlo durante três meses, enquanto as cápsulas de DHA com 950 mg de óleo foram administradas ao grupo de intervenção. Cada participante recebeu 81 mg de aspirina. Todas as amostras foram recolhidas no início do estudo e novamente três meses depois. O resultado primário foi a profundidade de bolsa de 5mm, e os resultados secundários foram o índice gengival, o índice de placa e o sangramento à sondagem. As amostras de FGC foram testadas para hsCRP, IL-6 e IL-1beta. O ensaio teve 46 participantes. A suplementação com DHA + ASA reduziu a DP média, o índice gengival e o sangramento à sondagem, mas não o índice de placa. O DHA diminuiu o número de sítios com PD 5mm. Foram encontradas diferenças significativas nos níveis de hs-CRP e IL-1B, mas não de IL-6, entre o GCF com DHA e o GCF com placebo. Houve 15 indivíduos que registaram eventos adversos, nenhum dos quais grave. DHA

combinada com uma dose baixa de AAS melhorou a periodontite moderada e a inflamação gengival.

Romain.A.colas et al. (2014)[11] realizaram um estudo para operacionalizar e automatizar a identificação de SPM e metabolomas clássicos de mediadores lipídicos utilizando tecidos humanos de referência e com sensibilidade aumentada. Os tecidos foram obtidos de fontes comerciais. Foram adquiridas cápsulas contendo EFA (1g), EPA (50%) e DHA (20%). O soro humano foi adquirido. A citometria de fluxo foi utilizada para avaliar os AGE, o ASA, o perfil LM e a fagocitose no sangue total. A janela MRM foi definida para 90 segundos e cada parâmetro do LM foi optimizado individualmente. O SPM no soro incluía RvD1- RvD6 endógeno, Protectinas, Maresinas e Lipoxinas. As amostras de plasma continham um conjunto denso de LM, enquanto as amostras de soro estavam mais dispersas. Os SPM derivados dos três principais metabolomas bioactivos e dos eicosanóides encontram-se nos tecidos linfóides humanos. Correlação positiva entre a ingestão de n-3 EPA e ASA e níveis elevados de RvD1, RvD2, RvE2, RvE3, PD1 e níveis reduzidos de TXB2. Diferentes grupos de investigação podem utilizar a caraterização de metabolomas específicos de AGE bioactivos derivados de n-3 e n-6 com tecidos de referência para calibração LM-SPM, a fim de fornecer informações potencialmente diagnósticas e terapêuticas. Esta abordagem de caraterização baseada no método LC-MS-MS permitirá avaliar quando e onde os metabolitos individuais podem ser fisiologicamente relevantes e formados em concentrações adequadas para servirem como mediadores pró-resolução em organismos modelo, bem como na saúde e doença humanas.

Hildur H. Arnardottir et al. (2014)[12] investigaram o efeito da idade na resolução da inflamação aguda, medida pelo metabololipidómico LM. Foram injectados zymosan em ratos machos com 2 meses e 20 meses de idade, tendo sido recolhidos exsudados peritoneais em intervalos de 0 a 24 horas. Os exsudados de NPRM de alguns ratos experimentalmente envelhecidos foram medidos utilizando cromatografia líquida - espetrometria de massa em tandem. Os ratinhos receberam DHA ou RvD3 antes da injeção de zymosan, e os exsudados peritoneais foram recolhidos nos intervalos de tempo indicados, de 0 a 48 horas. O número de leucócitos foi determinado utilizando a solução de

Turks e as contagens diferenciais foram avaliadas por citometria de fluxo. Foi utilizado um ELISA multiplex para medir os níveis de citocinas e quimiocinas. Os programas de resolução podem estar alterados em ratinhos idosos. Nos ratinhos idosos, os níveis de SPMs dos metabolomas DHA e AA foram inferiores aos dos ratinhos jovens, enquanto os PGs e o TXA foram elevados nos ratinhos idosos. O aumento da inflamação e o atraso na sua resolução nos ratinhos idosos foram associados a uma produção desregulada de LM. Nos ratinhos idosos, a análise do perfil metabololipidómico dos exsudados de LM revelou um programa de resolução endógena aberrante não apreciado na inflamação aguda que estava associado à desregulação dos níveis locais de SPM. Este programa inclui RvD1, PD1 e MaR1. Os monócitos reprogramados aceleraram a resolução in vivo que estava associada a níveis elevados de RvD1 e RvD3. Resolvin - NDRMs construídos a partir de monócitos reprogramados reduziram a resposta inflamatória exacerbada em ratinhos idosos.

H. Arnardottir et al. (2015)[13] realizaram um estudo para fornecer provas de sinais de resolução bioactivos no leite humano associados à homeostase, à resolução da inflamação e às respostas inatas do hospedeiro. Decidiu-se comprar leite humano desidentificado de dadores saudáveis. Alíquotas de amostras foram enviadas para a caraterização do perfil LM utilizando LC - MS - MS metabololipidómica. O software SIMCA 13.0.3 foi utilizado para efetuar a análise dos componentes principais. 1 mg de zymosan causou peritonite estéril auto-limitada. Os ratos foram inoculados com E.Coli para testar a periotonite infecciosa. Método de adsorção de carvão ativado para depleção de LM do leite. Foi utilizado um leitor de placas spectra Max M3 para medir a fagocitose e a eferocitose de macrófagos humanos. A administração de HLMI reduziu a Ri de 26 a 12 horas em 54%. Um perfil de assinatura LMSPM pró-resolução é encontrado no leite humano. O leite de mastite, por outro lado, tinha um perfil LM - SPM diferente. Em níveis fisiológicos, RvD2 e MaR1 regulam o tráfico de neutrófilos e encurtam o Ri. Os HLMIs e o MaR1 promovem a resolução da infeção inibindo o número de neutrófilos e aumentando a depuração bacteriana.

O HLMI contém LMs/SPMs bioactivos que ajudam a isolar os macrófagos humanos e a conter as bactérias. Identificámos vários mediadores pró-resolução bioactivos potentes e confirmámos a identificação anterior de RvD1, RvE1 e LXA4 através do perfil de LM - SPM no leite humano. O leite de mastite tem mais prostanóides, menos SPM e uma capacidade reduzida de acelerar a resolução destes SPMs recentemente identificados, RvD2 e MaR1 aceleraram a resolução da inflamação aguda e da infeção com macrófagos humanos, e os HLMI estimulam a eferocitose. Em resultado das suas potentes acções no sistema imunitário inato, as SPMs podem desempenhar um papel na modulação da inflamação e da infeção e na estimulação da resolução durante o desenvolvimento imunitário inicial.

I. Keskiner et al (2017)[14] investigaram os efeitos de doses baixas de PUFAs ómega 3 combinados com SRP nos níveis salivares do fator de necrose tumoral (TNF - alfa) e superóxido dismutase em pacientes com periodontite crónica. A investigação foi planeada como um estudo prospetivo paralelo, duplamente cego e aleatório de 6 meses. Foram incluídos 30 indivíduos saudáveis com periodontite crónica, 15 em cada grupo, grupo de controlo com SRP seguido de administração de placebo, grupo de estudo com

SRP seguido de suplementação com PUFA ómega 3 Os parâmetros clínicos foram avaliados na linha de base, e as amostras salivares de 1, 3 e 6 meses foram analisadas utilizando um KIT ELISA em sanduíche. Os parâmetros periodontais de base não diferiram entre os grupos. Os níveis salivares de TNF-alfa foram mais elevados no grupo do ómega-3 em comparação com o grupo do placebo. Os níveis salivares de SOD foram significativamente mais elevados no grupo dos ómega-3 aos 3 meses e mais elevados no grupo dos ómega-3 aos 6 meses, em comparação com o grupo placebo. No tratamento da periodontite crónica, a suplementação dietética diária com doses baixas de PUFAs ómega-3 pode reduzir os níveis salivares de TNF-alfa após o mediador lipídico SRP. Os efeitos dos PUFA's ómega-3 podem ser cumulativos e dependentes do tempo. No entanto, os AGPI ómega 3 podem não ter qualquer efeito nos parâmetros clínicos ou nos níveis salivares de SOD, embora os efeitos possam ser mais fortes quando combinados com aspirina em doses mais elevadas do que as utilizadas.

Paul.C. Norris et al (2018)[15] demonstraram o alinhamento entre dois laboratórios independentes para a identificação e quantificação de mediadores lipídicos e SPM através do perfil metabololipidómico de indivíduos que receberam endotoxina de baixa dose IV e suplementação de PUFA ómega - 3 em dois estudos. Durante 5 meses, voluntários saudáveis foram aleatoriamente selecionados para receber 900 - 1800 mg/d de EPA e DHA ou um placebo de óleo de soja, seguido de uma dose baixa de endotoxina por via intravenosa (estudo A). Durante 8 semanas antes de um desafio de endotoxina IV de dose baixa com um período de washout de 8 semanas, homens saudáveis foram aleatoriamente designados para receber 3400 mg/d de EPA ou DHA ou um placebo de azeite (estudo B). Foi realizado o perfil metabololipidómico LM - SPM. Ao longo do curso de tempo dos LPs, este grupo LM - SPM aumentou com a suplementação de ómega -3 vs placebo. Os níveis de LM - SPM aumentaram com a suplementação de ómega -3, mas não foram observadas alterações no grupo placebo. A toma de um suplemento de PUFA ómega - 3 aumentou os níveis de pró-resolução

mediadores após o desafio com endotoxina no estudo. No estudo B, os SPM específicos aumentaram no plasma em resposta a um desafio de endotoxina em indivíduos com ómega 3. Estas descobertas apoiam o papel imuno resolvente da SPM na resolução da inflamação em humanos desafiados com endotoxina, o que exige mais investigação com outras respostas naturais do hospedeiro.

Sergio ivantobonarroyave et al (2019)[16] utilizaram métodos imunoenzimáticos para verificar se os níveis salivares de LXA4, PD1, RvE1 e MaR1 poderiam ser um reflexo do estado de saúde/doença periodontal. Participaram no estudo 61 controlos saudáveis e 102 indivíduos com doença periodontal. Foi efectuado um exame periodontal de boca inteira, que incluiu a profundidade de sondagem, o nível de fixação clínica e a perda óssea radiográfica. Foram recolhidas amostras de saliva não estimuladas e medidas para os respectivos marcadores utilizando um KIT ELISA comercial. Os doentes com periodontite tinham pontuações de PD e CAL significativamente mais elevadas do que os controlos saudáveis. Os níveis de RvE1 na saliva foram comparáveis em ambos os grupos. Os níveis salivares de LXA4 diminuíram, enquanto os níveis de PD1 e MaR1 aumentaram de acordo com o estado clínico periodontal, conforme indicado pela gravidade do envolvimento periodontal. Existe uma relação forte/independente entre a diminuição de LXA4 e o aumento dos níveis salivares de PD1 / MaR1 e a periodontite, o que implica um desequilíbrio nos mediadores lipídicos especializados pró-resolução na periodontite.

Minnaholopainen et al (2019)[17] investigaram se as modificações da membrana PL das hBMSCs se reflectiam nas composições das vesículas extracelulares que segregavam e, em última análise, o impacto deste fenómeno nos perfis LM. As hBMSCs foram isoladas da medula óssea e cultivadas em linhas celulares primárias. Foram adicionados diferentes PUFAs às hBMSCs.

As hBMSCs foram passadas para câmaras de cultura de células para recolher EVs. Após a suplementação com PUFA, as células suplementadas com AA e DHA foram incubadas em meio isento de soro durante 48 horas em quatro condições estimulantes. A concentração de partículas e a distração do tamanho das amostras de EV foram determinadas utilizando a análise de rastreio de nanopartículas. A análise Western blot foi efectuada em pellets de hBMSC-EV do tratamento de controlo. O método LC - MS / MS foi utilizado para analisar os ácidos gordos. O PC tornou-se visível após 2 horas e aumentou de forma constante ao longo do tempo. O PE era visível após 6 horas e estava completamente claro após 24 horas. O PS era visível 24 horas por dia e era limitado. Todos os suplementos aumentaram os níveis dos marcadores da via monohidroxilada e o DHA aumentou a produção de HEPE. A composição da PL das membranas das hBMSCs pode ser especificamente modificada e estas modificações reflectem-se na composição da PL das hBMSCs - EVs. A suplementação com PUFA exógeno foi capaz de induzir alterações profundas nas SPMs a jusante envolvidas na resolução da inflamação. A adição de PUFAs ao meio de cultura celular é uma forma natural, segura e conveniente de modificar as MSCs e as MSC-REVs sem recorrer à manipulação genética das células. A utilização de AGPI durante a cultura de células deve ser considerada como uma forma de melhorar os produtos terapêuticos clínicos de MSC e MSC-EV com um fenótipo pró-resolução mais potente.

Shirish. K. Kujur et al (2020)[18] realizaram um ensaio clínico para comparar e avaliar a eficácia dos ácidos gordos ómega 500mg BD diariamente como adjuvante da destartarização e alisamento radicular no tratamento da periodontite crónica. 110 indivíduos foram incluídos no estudo. 90 pacientes foram distribuídos aleatoriamente pelos grupos de teste (48) e de controlo (48) (42). Durante um mês, o grupo de teste recebeu SRP e ácido gordo ómega 500mg BD diariamente, enquanto o grupo de controlo recebeu apenas SRP. As medições clínicas foram efectuadas e comparadas na linha de base, um e três meses depois.

meses. A profundidade de sondagem é reduzida e o nível de fixação clínica é melhorado. O índice gengival foi mais elevado no grupo de teste do que no grupo de controlo. No tratamento da periodontite crónica, a administração sistémica de ácido gordo ómega 3 500 mg BD diariamente durante um mês, combinada com a raspagem subgengival, é mais eficaz do que a SRP isolada.

Yi - hao -wang et al (2020)[19] propuseram que a aplicação exógena de MaR1 promove a resolução da inflamação e alivia a dor radicular ao inibir a resposta inflamatória mediada por NLRP3. Todos os ratos das experiências foram alimentados separadamente. Cada grupo foi alimentado com ração padrão para roedores e água e criado num ciclo de 12 horas de luz/obscuridade. O modelo de hérnia discal foi desenvolvido. Foi administrada uma injeção intratecal de lidocaína a 2%. De seguida, os animais receberam MaR1 ou VX-765 ou um veículo durante os primeiros três dias após a operação. A latência da dor ao estímulo térmico e o limiar da dor ao estímulo mecânico foram utilizados para avaliar o comportamento relacionado com a dor. No sétimo dia pós-operatório, foi colhida uma amostra do corno dorsal da coluna vertebral da lombar ipsilateral para ELISA, RTPCR, Western blot e imunohistoquímica. Quando comparado com o grupo do veículo, o MaR1 aumentou significativamente o limiar de retirada. Os níveis de IL-1 beta e IL-13 aumentaram no grupo do veículo, mas diminuíram no grupo MaR1. A administração de MaR1 reduziu claramente os níveis positivos de capase-1 e NLRP-3 no corno da medula espinal. O VX - 765 produziu resultados comparáveis. A utilização de VX-765 reduziu a dor radicular, aumentando os limiares de retração mecânica e prolongando a latência da retração térmica. O estudo concluiu que as respostas imunitárias e inflamatórias mediadas pelo inflamassoma NLRP3 eram importantes na patogénese da dor neuropática causada pela NCLDH. Simultaneamente, descobriu-se que o MaR1, um mediador lipídico endógeno pró-resolução, é um potencial analgésico

agente terapêutico. A sua interação antagónica regula a resposta inflamatória.

StefaniaLamon fava et al (2020)[20] estudaram o curso temporal das alterações nas concentrações plasmáticas de metabolitos lipídicos provenientes dos ácidos gordos n - 3 EPA & DHA e do ácido gordo n - 6 AA em adultos com excesso de peso/obesidade com MDD e inflamação concomitante que receberam suplementos orais enriquecidos com EPA derivados de óleo de peixe contendo 1,2 ou 4 g/dia de EPA vs Placebo durante 12 Um total de 61 participantes adultos com excesso de peso ou obesidade com MDD e inflamação crónica foram inscritos num estudo de grupo paralelo, aleatório, controlado por placebo, duplamente cego, de 12 semanas para avaliar o efeito de três suplementos diferentes de EPA. . Foi utilizada cromatografia líquida para analisar os níveis de ácidos gordos. O método LC-MS foi utilizado para determinar as concentrações plasmáticas de mediadores lipídicos. A toma do suplemento de EPA não teve qualquer efeito dependente da dose sobre os AA e não se registou qualquer alteração no braço placebo. Em todos os braços de suplementação com EPA, o EPA plasmático e os seus metabolitos aumentaram significativamente e de forma dependente da dose. Este estudo constatou que a toma de um suplemento de EPA teve um efeito doseado nos níveis plasmáticos de mediadores lipídicos e de SPM derivados do EPA em adultos obesos/com excesso de peso com DMG e inflamação crónica, tendo a dose de 4g/dia retirado o maior aumento destes metabolitos. Os nossos resultados mostram um aumento mais sustentado dos SPM ao longo do tempo, particularmente na dose mais elevada de EPA.

Patricia R.Saiza et al (2020)[21] utilizaram um novo suplemento de óleo marinho enriquecido para investigar a relação entre a dose do suplemento, as concentrações de SPM no sangue periférico e as respostas celulares. O estudo incluiu 22 voluntários saudáveis com idades compreendidas entre os 18 e os 45 anos que foram aleatoriamente incluídos num estudo duplamente cego, cruzado e controlado por placebo. Na linha de base, 2, 4, 6 e 24 horas após a administração de um placebo ou de uma das três doses de um suplemento de óleo marinho enriquecido, foi recolhido sangue periférico. O método LC-MS foi utilizado para determinar as concentrações de mediadores lipídicos no sangue periférico. O estudo foi concluído pelos 22 voluntários. A toma de um suplemento de óleo marinho enriquecido provoca um aumento dependente da dose de DHA, de n - 3 DPA e de SPM derivados do EPA. A toma de um suplemento de óleo marinho refinado provoca um aumento rápido das concentrações de SPM no sangue periférico, bem como uma reprogramação da resposta das células do sangue periférico a estímulos estéreis e infecciosos, e verificou-se que estas alterações persistiam depois de as concentrações de SPM regressarem à linha de base. A associação entre SPM específicos e a regulação da terapia de respostas de plaquetas, monócitos e neutrófilos poderia servir como potenciais novos biomarcadores para determinar a eficácia da suplementação de óleo marinho na modulação da resposta imunitária do hospedeiro.

Jisun So et al (2020)[22] realizaram um estudo para avaliar os efeitos comuns e diferenciais da suplementação de altas doses (3g/dia) com EPA e DHA purificados na inflamação sistémica, na resposta inflamatória dos monócitos após estimulação ex vivo com LPS e no lipidoma de PUFA plasmático, incluindo SPM, em indivíduos com inflamação crónica. Foram incluídos no estudo homens e mulheres pós-menopáusicas com idades compreendidas entre os 50 e os 75 anos com inflamação crónica e um risco acrescido de DCV. O ensaio é um estudo aleatório, em dupla ocultação e cruzado, com a duração de 34 semanas. Os participantes receberam aconselhamento dietético durante quatro semanas. Após um período inicial de 4 semanas, os participantes receberam 3 g de óleo de girassol com elevado teor de ácido oleico por dia e foram distribuídos aleatoriamente por duas fases de suplementação de 10 semanas. 3g/dia de EPA/DHA puro derivado do ácido oleico elevado, com um período de eliminação de 10 semanas pelo meio. Foi utilizada a cromatografia gasosa para determinar o perfil dos ácidos gordos e

Foi utilizada a cromatografia líquida-espetrofotometria de massa para determinar os mediadores lipídicos derivados dos AGPI. A toma de um suplemento de EPA aumentou o 18-HEPE e diminuiu o 15-HETE e o 5-HETE. A suplementação com DHA aumentou as vias 17 - HDHA, RVD1, PD1, 14 - HDHA e MaR1. PGD2, PGE2 e TXB2 foram todos reduzidos pelo DHA. A resposta inflamatória de monócitos ex vivo ao LPS é modulada de forma diferente pela suplementação com EPA e DHA devido a diferenças na expressão de citocinas. Verificou-se que as citocinas pró-inflamatórias individuais são inibidas de forma mais potente pelo DHA, ao passo que o EPA é mais eficaz na neutralização da citocina anti-inflamatória IL-10.

Brittney Ferguson et al (2020)[23] estudaram mediadores lipídicos relacionados com SPM e a expressão do gene do receptor SPM na gengiva em indivíduos periodontalmente saudáveis e doentes. Foi incluído no estudo um total de 28 indivíduos, 13 dos quais eram periodontalmente saudáveis e 15 dos quais tinham periodontite antes e depois da terapia periodontal não cirúrgica. O grupo com periodontite recebeu duas visitas clínicas, enquanto o grupo saudável recebeu uma visita clínica. Foram efectuadas quatro biópsias de tecido gengival nas zonas interproximais de dois dentes posteriores representativos. Antes e depois de 8-10 semanas de SRP, foram recolhidas amostras. Os metabolitos na gengiva foram analisados utilizando metabololipidómica Lp-SPM, e a expressão do gene do recetor SPM foi avaliada utilizando qt-PCR.Na gengiva, foram descobertos mediadores lipídicos derivados de ácidos gordos ómega-3 ou ómega-6 e 7 genes receptores. SPMs como lxa4, rve3, rvd1, rvd5, rvd6, pd1 e mar1 foram detectados em níveis variáveis, mas não em todas as amostras. Vários marcadores da via SPM foram encontrados em concentrações mais elevadas antes da SRP na gengiva, indicando uma atividade pró-resolução induzida pela inflamação, mas os receptores correspondentes da SPM pareciam ser deficientes na periodontite.

Chun - the - lee - et al (2021)[24] investigaram as relações entre os níveis de SPM e os marcadores da via SPM, a expressão do gene do recetor SPM na gengiva humana e a abundância relativa de espécies bacterianas na placa subgengival. O estudo incluiu 13 pessoas saudáveis e 15 pessoas com periodontite que foram avaliadas antes e depois da terapia periodontal não cirúrgica. 8 semanas após a terapia periodontal não cirúrgica, foram recolhidas amostras de tecido gengival e de placa subgengival. Para avaliar os níveis de mediadores lipídicos na gengiva, as amostras gengivais foram analisadas utilizando LP - SPM metabololipidómica. A expressão dos genes correspondentes a SPM na gengiva foi examinada utilizando qt- PCR. A abundância relativa de espécies bacterianas na placa subgengival foi determinada utilizando a sequenciação do ARN 16s. Os mediadores lipídicos e as espécies bacterianas na periodontite antes do tratamento com controlos saudáveis revelaram uma espécie bacteriana (Corynebacterium durum) e foram identificados cinco mediadores lipídicos. Os mediadores lipídicos e as espécies bacterianas na periodontite antes e depois do tratamento revelaram uma espécie bacteriana (Anaeroglobus geminatus) e foram identificados quatro mediadores lipídicos. Os perfis dos mediadores lipídicos, do gene recetor e do microbioma subgengival estão associados à inflamação periodontal e correlacionados entre si, o que implica que a inflamação mediada por mediadores lipídicos influencia a composição microbiana na periodontite.

Hatice Hastusk et al (2021)[25] realizaram um estudo em doentes com inflamação gengival para avaliar a segurança e a eficácia preliminar do agente pró-resolvente, BLXA4, numa formulação para elixir bucal. O estudo tinha três grupos que eram aleatórios, controlados por placebo, duplamente cegos e com desenhos de grupos paralelos. Num esquema de aleatorização 2:2:1, os grupos de tratamento e de enxaguamento com placebo tinham 50 indivíduos cada, enquanto o grupo de controlo sem enxaguamento tinha 27 indivíduos. Nos dias de referência 3, 7, 14, 21 e 28, os indivíduos foram avaliados quanto à segurança, eficácia e

conformidade. A análise de eventos adversos foi utilizada para avaliar o ponto final de segurança. A lipidómica LC-MS foi utilizada para examinar a absorção do BLXA4 através da mucosa oral e o perfil SPM no soro antes e depois do tratamento no dia 28. Quando comparado com os grupos de controlo com placebo e sem enxaguamento, o enxaguamento uma vez por dia com BLX4 (1,0M) resultou numa maior diminuição da inflamação gengival no dia 28. O tratamento local com BLXA4 aumentou significativamente a abundância de SPMs no soro. Sem tratamento mecânico, a aplicação tópica de BLXA4 com enxaguamento bucal uma vez por dia durante 28 dias reduz eficazmente a inflamação gengival.

Mehmet artugonal et al (2021)[26] estudaram os níveis salivares de PD e MaR em pacientes com DCV e doença periodontal. Um total de 181 pessoas foram incluídas no estudo, incluindo 79 pessoas saudáveis e 102 pacientes com DCV. Antes das medições clínicas, foram recolhidas amostras de sangue periférico e de saliva não estimulada. Os níveis de maresina e de protectina foram medidos utilizando um teste ELISA KIT específico para a maresina e a protectina, e os doentes com DCV apresentavam uma DP salivar mais baixa e níveis de maresina salivar mais elevados do que o grupo de controlo. Enquanto a DP salivar era mais elevada no grupo de controlo, a MaR salivar era mais elevada no grupo com DCV. Os parâmetros clínicos correlacionaram-se negativamente com a DP salivar e positivamente com a MaR salivar. Em pacientes com DCV e doença periodontal, pode haver um desequilíbrio nos níveis de PD e MaR na saliva. Como resultado, os níveis destas SPMs podem ser capazes de prever a associação entre a doença periodontal e a DCV, permitindo o desenvolvimento de novas estratégias de modulação do hospedeiro para a prevenção e tratamento de ambas as doenças.

5 REVISÃO SISTEMÁTICA

Autor	Objetivo	Materiais e métodos	Resultados	Conclusão
Kalish et al (2013)[8]	Analisar os perfis lipidómicos num modelo murino de esteatose hepática e em bebés humanos que recebem nutrição parentérica	Grupo 1 -HCD+I VS aline, Grupo 2 - HCD + FOLE, Grupo3- HCD+SOLE	O lípido utilizado para tratar a PN pode ter um impacto no estado inflamatório do doente e na sua capacidade de resolver a doença	O FOLE também diminuiu a PGE2, PGD2, PGF2 e TXB2. O uso de SOLE é maioritariamente histórico e não há provas de superioridade fisiológica
Colas et al (2014)[11]	Estudar a identificação de SPM e de metabolomas clássicos de mediadores lipídicos utilizando tecidos humanos de referência e com maior sensibilidade	Os tecidos foram obtidos de fontes comerciais. Foram adquiridas cápsulas contendo EFA(lg), EPA(50%) e DHA(20%). A citometria de fluxo foi utilizada para avaliar a AFE, o ASA, o perfil LM e a fagocitose no sangue total	Correlação positiva entre a ingestão de n- 3 EPA e AAS e níveis elevados de RvDl, RvD2, RvE2, RvE3, PD1 e níveis diminuídos de TXB2	Esta abordagem de perfil permite a avaliação de mediadores pró-resolução fisiologicamente relevantes em organismos modelo, bem como na saúde e na doença humana

Arnardottir et al (2014)[28]	Estudar o efeito da idade na resolução da inflamação aguda	Os ratos machos com 2 meses e 20 meses de idade foram injectados com zymosan e os exsudados peritoneais foram recolhidos com intervalos de 0 a 24 horas	Nos ratos idosos, os níveis de SPMs dos metabolomas DHA e AA eram mais baixos em comparação com os ratos jovens, enquanto os PGs e TXA eram elevados nos ratos idosos	Resolvin-NDRMs construídos a partir de monócitos reprogramados reduziram a resposta inflamatória exacerbada em ratinhos idosos
Arnardottir et al (2015)13	Fornecer provas da existência de sinais de resolução bioactivos no leite humano associados à homeostase, à resolução da inflamação e às respostas inatas do hospedeiro	1 mg de zymosan causou peritonite estéril auto-limitada. Os ratos foram inoculados com E.Coli para testar a periotonite infecciosa	Identificação anterior de RvDl, RvEl e LXA4 encontrados no leite humano. O leite de mastite tem mais prostanóides, menos SPM e SPMs recentemente identificadas, RvD2 e MaRl	As SPMs desempenham um papel na modulação da inflamação, da infeção e na estimulação da resolução durante o desenvolvimento imunitário inicial
Holopainen et al (2019)[17]	Para elucidar as modificações da membrana	Foram adicionados diferentes AGPI às hBMSCs. As hBMSCs foram	O PE era visível após 6 horas e completamente transparente após	A utilização de PUFAs durante a cultura de células deve

	PL das hBMSCs na composição das vesículas extracelulares, as hBMSCs foram isoladas da medula óssea e cultivadas em linhas celulares primárias	transferidas para câmaras de cultura de células para recolher EVs. Após a suplementação com AGPI, as células suplementadas com AA e DHA foram incubadas em meio isento de soro durante 48 horas em quatro condições de estimulação	24 horas. O PS era visível 24 horas por dia e era limitado. O DHA aumentou a produção de HEPE. A suplementação com PUFA exógeno induz alterações profundas nos SPMs a jusante Envolvido na resolução da inflamação	ser considerada como uma forma de melhorar os produtos clínicos de terapia com MSC e MSC-EV com um fenótipo pró-resolução mais potente
Wangetal (2020)[32]	Realizar um estudo sobre a aplicação exógena de MaRl que promova a resolução da inflamação e alivie a dor radicular através da inibição da mediada por NLRP3	Foi administrada uma injeção intratecal de lidocaína a 2%. De seguida, os animais receberam MaRl ou VX - 765 ou veículo durante os três primeiros dias após a operação	Os níveis de IL-1 beta e IL-13 aumentaram no grupo do veículo, mas diminuíram no grupo do MaRl. A administração de MaRl reduziu claramente os níveis positivos de capase-1 e NLRP-3 no corno da medula	As respostas imunes e inflamatórias mediadas pelo inflamassoma NLRP3 foram importantes na patogénese da dor neuropática causada pela NCLDH.

Autor	Objetivo	Materiais e métodos	Resultados	Conclusão
	Resposta inflamatória		espinal	
Weiss et al (2013)[7]	Estudar o perfil de mediadores lipídicos bioactivos selecionados e dos seus precursores no leite humano durante o primeiro mês do período de lactação	94 amostras de leite humano recolhidas de 30 mães. As amostras foram mantidas a - 20 ° C durante cerca de 120 dias	LTB4, LXA4, RvEl, RvDl encontram-se todos no leite materno	O elevado teor de mediadores lipídicos anti-inflamatórios e dos seus precursores no leite materno humano pode indicar a importância dos mediadores lipídicos na Imunidade neonatal
Elabden et al(2013)[9]	Analisar os eicosanóides e docosanóides no FGC, na saliva e no soro de um grupo de doentes com AgP e de controlos saudáveis	Grupo 1: 19 doentes com AgP. Grupo 2: 19 controlos. A saliva não estimulada e o sangue periférico foram recolhidos, centrifugados e congelados em azoto líquido	O rácio entre mediadores lipídicos pró-resolução e pró-inflamatórios é mais baixo no FGC, na saliva e no soro dos doentes com AgP	O rácio de derivados pró-resolução vs. pró-inflamatórios pode ser utilizado para identificar a destruição local na periodontite agressiva

	Estudar os efeitos da suplementação com DHA e AAS em doses baixas em adultos com periodontite moderada	40 pessoas com idade igual ou superior a 40 anos que sofriam de periodontite moderada. Grupo de controlo - cápsulas de placebo. Ao grupo de intervenção foram administradas cápsulas de DHA com 950 mg de óleo. Cada participante recebeu 81 mg de aspirina	hs-CRP, e IL-IB, mas não os níveis de IL-6, foram encontrados entre DHA e placebo GCF	A suplementação com DHA combinada com uma dose baixa de AAS melhorou a periodontite moderada e a inflamação gengival
Naqvi et al (2O14)[10]				
Keskiner et al (2017)[14]	Avaliar os efeitos de uma dose baixa de PUFA ómega 3 combinada com SRP nos níveis salivares do fator de necrose	30 indivíduos saudáveis com periodontite crónica foram 15 em cada grupo. Grupo de controlo - SRP + administração	Os níveis salivares de TNF-alfa eram mais elevados no grupo do ómega-3 em comparação com o grupo do	No tratamento da periodontite crónica, a suplementação dietética diária com doses baixas de PUFAs ómega 3 reduz os níveis

	tumoral (TNF-alfa) e da superóxido dismutase em doentes com doença crónica	de placebo. Grupo de estudo - SRP + suplementação com PUFA ómega 3. Parâmetros clínicos - na linha de base, e salivares	placebo. Os níveis salivares de SOD eram mais elevados no grupo dos ómega-3 aos 3 meses e mais elevados no grupo dos ómega-3 aos 6 meses	salivares de TNF - alfa após SRP. os AGPI ómega 3 não têm qualquer efeito nos parâmetros clínicos ou nos níveis salivares de SOD
	periodontite	foram analisadas amostras de 1, 3 e 6 meses.	em comparação com o grupo do placebo	
Norris et al (2018)[15]	Demonstrar o alinhamento entre endotoxina IV de baixa dose e a suplementação com ómega-3PUFA em 2 estudos	**Estudo A** Voluntários saudáveis -900-1800mg/d de EPA e DHA / um placebo de óleo de feijão de soja+ dose baixa de endotoxina por via intravenosa Estudo B:- Durante 8 semanas antes	LM - Os níveis de SPM aumentaram com a suplementação de ómega 3, mas não foram observadas alterações no grupo placebo	A suplementação com ómega-3PUFA aumentou os mediadores pró-resolução após um desafio com endotoxina. Os SPM específicos aumentaram no plasma em resposta a um desafio de endotoxina em indivíduos com

		de uma dose baixa de endotoxina por via intravenosa		ómega 3
Sergio et al (2019)[16]	Identificar se os níveis salivares de LXA4, PD1, RvEl e MaRl podem ser um reflexo do estado de saúde/doença periodontal	61 controlos saudáveis e 102 indivíduos com doença periodontal. Foram recolhidas amostras de saliva não estimuladas	Os níveis salivares de LXA4 diminuíram, os níveis de PD1 e MaRl aumentaram	Existe uma relação forte/independente entre a diminuição de LXA4 e o aumento dos níveis salivares de PD1 /MaRl e a periodontite, o que implica um desequilíbrio nos mediadores lipídicos especializados pró-resolução na periodontite
Kujur et al (2O2O)[30]	Realizar um ensaio clínico para comparar e avaliar a eficácia dos ácidos gordos ómega 500mg BD diariamente como	Teste:-48 Controlo:-42 Teste :- SRP+ácido gordo omega 500mg BD diariamente, controlo :-SRP	A profundidade de sondagem é reduzida e o nível de fixação clínica é melhorado. O índice gengival foi mais elevado no grupo de teste do que no grupo	Na periodontite crónica, a administração sistémica de ácido gordo ómega 3 500 mg BD diariamente durante um mês, combinada com a raspagem subgengival, é mais

	adjuvante da SRP no tratamento da periodontite crónica		de controlo.	eficaz do que a SRP isolada.
Fava et al (2O2O)[20]	Estudar a evolução temporal das alterações das concentrações plasmáticas dos metabolitos lipídicos provenientes dos ácidos gordos n-3 EPA e DHA e do ácido gordo n-6 AA em adultos com excesso de peso/obesos	Suplementos orais enriquecidos com EPA derivados de óleo de peixe contendo 1,2 ou 4g/dia de EPA vs Placebo over al2 Um total de 61 participantes adultos com excesso de peso ou obesos com DMP e inflamação crónica	Nenhum efeito dose-dependente da suplementação com EPA no AA e nenhuma alteração no placeboarm	A suplementação com EPA teve um efeito de dose sobre os Níveis plasmáticos de mediadores lipídicos e SPMs em adultos obesos/com excesso de peso
Saiza et al (2O2O)[21]	Realizar um estudo sobre a suplementação com óleo marinho enriquecido	Foram incluídos 22 voluntários saudáveis, com idades compreendidas entre os 18 e os	A suplementação com óleo marinho enriquecido resulta num aumento	A associação entre SPM específicos e a regulação da terapia de resposta de plaquetas, monócitos e

	para investigar a relação entre a dose do suplemento, as concentrações de SPM no sangue periférico e as respostas celulares	45 anos, que foram avaliados No início, 2, 4, 6 e 24 horas após a administração de um placebo ou de uma das três doses de um suplemento de óleo marinho enriquecido, foi recolhido sangue periférico	dependente da dose de SPM derivado de DHA, n- 3 DPA e EPA. A suplementação com óleo marinho refinado provoca um aumento rápido das concentrações de SPM no sangue periférico, bem como uma reprogramação da resposta das células do sangue periférico a estímulos estéreis e infecciosos, e verificou-se que estas alterações persistem depois de as concentrações de SPM regressarem à linha de base	neutrófilos poderia servir como potenciais novos biomarcadores para determinar a eficácia da suplementação de óleo marinho na modulação da resposta imunitária do hospedeiro
JisunSo et al	Avaliar os efeitos comuns	Foram incluídos no	A suplementação com EPA aumentou	A resposta inflamatória de

(2020)"	e diferenciais da toma de uma dose elevada (3g/dia) de suplemento com EPA e DHA purificados na inflamação sistémica, na resposta inflamatória dos monócitos após estimulação exvivo com LPS e no lipidoma de PUFA do plasma	estudo homens e mulheres na pós-menopausa, com idades compreendidas entre os 50 e os 75 anos, com inflamação crónica e um risco acrescido de DCV. Os participantes receberam 3 g de óleo de girassol com elevado teor de ácido oleico por dia e foram selecionados aleatoriamente para duas fases de suplementação de 10 semanas	o 18-HEPE e diminuiu o 15-HETE e o 5-HETE. A suplementação com DHA aumentou as vias 17-HDHA, RVD1, PD1, 14-HDHA e MaRl. PGD2, PGE2 e TXB2 foram reduzidas pelo DHA	monócitos exvivo ao LPS é modulada de forma diferente pela suplementação com EPA e DHA devido a diferenças na expressão de citocinas. Verificou-se que as citocinas pró-inflamatórias individuais são inibidas de forma mais potente pelo DHA. Enquanto que o EPA é mais eficaz para contrariar a citocina anti-inflamatória IL-10
Ferguson et al (2020)[15]	Mediadores lipídicos relacionados com SPM e	Grupo EHealthy (n=13) uma visita clínica	Foram descobertos mediadores lipídicos e 7 genes de receptores. SPMs	Os marcadores da via SPM foram encontrados em concentrações

	expressão do gene do recetor SPM na gengiva em doentes periodontais	Grupo 2: Periodontite (n=15) 2 visita clínica Foram efectuadas quatro biópsias de tecido gengival	como ExA4, RvE3, Rvdl, rvd5, rvd6, pdl e MaRl	mais elevadas antes do SRP na gengiva, indicando que a inflamação induzida por pro-
	indivíduos saudáveis e doentes	retiradas das zonas interproximais de dois dentes posteriores representativos	foram detectados em níveis variáveis, mas não em todas as amostras	mas os receptores correspondentes da SPM pareciam ser deficientes na periodontite
Lee-et al (2021)[24]	Investigar as relações entre os níveis de SPM e os marcadores da via SPM, a expressão do gene do recetor SPM na gengiva humana e a abundância relativa de espécies bacterianas na placa	O estudo incluiu 13 pessoas saudáveis e 15 pessoas com periodontite que foram avaliadas antes e depois do NSPT. 8 semanas após o NSPT, foram recolhidas amostras de tecido gengival e de placa subgengival	A periodontite antes do tratamento e os controlos saudáveis revelaram uma espécie bacteriana (Corynebacterium durum) e cinco mediadores lipídicos foram identificados Mediadores lipídicos e espécies bacterianas na	Os perfis dos mediadores lipídicos, do gene recetor e do microbioma subgengival estão associados à inflamação periodontal e correlacionados entre si, o que implica que a inflamação mediada por mediadores lipídicos

			periodontite antes e depois do tratamento revelaram uma espécie bacteriana (Anaeroglobus geminatus) e 4 mediadores lipídicos foram identificados	influencia a composição microbiana na periodontite
	subgengival			
Hastusk et al (2021)[25]	Avaliar a segurança e a eficácia preliminar do agente pró-resolvente, BLXA4, numa formulação para lavagem da boca na inflamação gengival	Num esquema de aleatorização 2:2:1, os grupos de tratamento e de enxaguamento com placebo tinham cada um 50 indivíduos, enquanto o grupo de controlo sem enxaguamento tinha 27 indivíduos. Nos dias de referência 3, 7, 14, 21 e 28, os indivíduos foram avaliados	Quando comparado com os grupos de controlo com placebo e sem enxaguamento, o enxaguamento uma vez por dia com o BLX4 (1,0M) resultou numa maior diminuição da inflamação gengival no dia 28	O tratamento local com BLXA4 aumentou a abundância de SPMs no soro. Sem tratamento mecânico, a aplicação tópica de BLXA4 com enxaguamento bucal uma vez por dia durante 28 dias reduz eficazmente a inflamação gengival
Onal et al (2021)[26]	Avaliar os níveis salivares de	79 pessoas saudáveis e 102 doentes com	A PD salivar foi mais elevada no grupo de	As SPMs podem ser capazes de prever a

	PD e MaR em pacientes com DCV e doença periodontal	DCV. Antes das medições clínicas, foram recolhidas amostras de sangue periférico e de saliva não estimulada	controlo, a MaR salivar foi mais elevada no grupo de DCV Os parâmetros clínicos correlacionaram-se negativamente com a PD salivar e positivamente com a MaR salivar	associação entre a doença periodontal e a DCV, permitindo o desenvolvimento de novas estratégias de modulação do hospedeiro para a prevenção e tratamento de ambas as doenças

6 DISCUSSÃO

DISCUSSÃO

Uma nova classe de mediadores lipídicos derivados principalmente de ácidos gordos polinsaturados (AGPI) da dieta ajuda na resolução da inflamação. Estes mediadores são conhecidos como mediadores lipídicos especializados pró-resolução (SPM) e são constituídos por várias famílias de compostos conhecidos como "resolvinas", "lipoxinas", "maresinas" e "protectinas". As lipoxinas são os únicos membros da família SPM derivados de ácidos gordos ómega 6[15] Foram identificados SPM no cordão umbilical, plasma, soro, saliva, lágrimas masculinas e leite materno humano. O tecido adiposo subcutâneo humano contém RvD1, RvD2 e PD1, e o músculo esquelético contém RvD2. As mulheres têm uma maior capacidade de síntese endógena de EPA e DHA do que os homens. Os níveis de EPA e DHA em adultos mais velhos são mais baixos do que em adultos mais jovens.[6]

As SPMs são agentes anti-inflamatórios e pró-resolução que não suprimem a resposta imunitária[1]. A síntese de SPMs pode ser extremamente complexa, envolvendo um processo conhecido como "biossíntese transcelular", no qual um tipo de célula produz precursores inativos que são então passados para um segundo tipo de célula para conversão em mediadores ativos. Os SPMs activam cinco receptores acoplados à proteína G: LXA4, GPR32, GPR18, ChemR23 e o recetor BLT1[1]. Os SPMs eliminam o tráfego de exsudado leucocitário, limitando a infiltração de PMN, o recrutamento e os danos nos tecidos mediados por PMN, enquanto aumentam a fagocitose de PMN apoptóticos. Os SPMs estimulam a produção local de NO e PGI2, bem como de IL-10, IL-1ra e adiponectina.[27]

O nível aumentado de 15-HETE, um marcador da via da lipoxina, indica que a via da lipoxina pode estar mais ativa nos tecidos gengivais inflamados antes da SRP. A lipoxina foi encontrada com maior frequência em doentes com periodontite antes do tratamento, em comparação com os controlos saudáveis e após o tratamento. As resolvinas são as

As SPM mais estudadas nas doenças periodontais. As resolvinas reduzem a inflamação e regeneram o osso perdido em modelos pré-clínicos de periodontite experimental, inibindo a infiltração de neutrófilos, aumentando a fagocitose não-flogística dos macrófagos e inibindo a diferenciação dos osteoclastos. O nível de 15(S)-HEPE, um marcador da via das resolvinas da série E, é mais elevado na periodontite antes da SRP do que após a SRP[23] . A protectina conhecida como neuroprotectina D1, produzida nos sistemas neurais, tem potentes acções protectoras na retina, no cérebro e na dor. O marcador de vias para protectinas e resolvinas da série D, 17-HDHA, é mais elevado na periodontite antes do tratamento do que após o tratamento[23] . MaR1 estimula a mudança do fenótipo dos macrófagos de M1 para M2, inibindo a formação de LTB4, aumentando a fagocitose e a morte bacteriana de macrófagos e neutrófilos comprometidos em doentes com periodontite agressiva localizada. O marcador da via para MaR1 é o 14-HDHA. A estabilidade do MaR1 pode ser melhor do que a de outros SPMs nos tecidos gengivais .[23]

Durante a inflamação, o DHA parece ser mais eficaz na inibição de citocinas pró-inflamatórias individuais e o EPA equilibra os seus perfis contra a citocina anti-inflamatória IL-10[22] . As hPDLSCs sintetizam SPMs, tais como D1, D2, D5 e D6 de resolução; protectina D1; maresinas; e LXB4, prostaglandinas D2, E2 e F2 e inibem a apoptose e aumentam a atividade microbicida nos PMNs humanos através de interações célula-célula e mecanismos parácrinos. A LXA4 aumentou significativamente a proliferação, migração e capacidade de cicatrização de feridas das hPDLSC através da ativação do seu recetor cognato ALX/FPR2, que é expresso nas hPDLSC[27] . O tratamento com RvD2 reduz as contagens locais de neutrófilos e aumenta as contagens de macrófagos pró-resolução na periodontite experimental induzida por Porphyromonas gingivalis, regulando a expressão de ARNm de IFN-y, IL-ip, TNF-a e IL-10, ajudando assim a manter a homeostase local[27] . A administração local de MaR1acelerou a

A cicatrização de feridas de extração, promoveu o preenchimento ósseo do alvéolo, preservou o osso do rebordo alveolar e reduziu a dor pós-operatória in vivo com um modelo pré-clínico de roedor[28] . O rácio de concentrações de mediadores lipídicos pró-inflamatórios e pró-resolução foi baixo em amostras de saliva em comparação com o soro e o FGC em pacientes com AgP. Os rácios de precursores de mediadores lipídicos pró-resolução / pró-inflamatórios parecem ser mais relevantes para a descrição do estado da doença da PGA do que as concentrações específicas de mediadores lipídicos[9] . Na periodontite, os níveis mais elevados de marcadores da via SPM gengival estavam presentes antes da SRP em comparação com a pós SRP, indicando uma atividade pró-resolução induzida pela inflamação, mas os seus receptores correspondentes eram deficientes na periodontite[23] . Na periodontite crónica, a administração sistémica de ácido gordo ómega-3 500mg BD diariamente durante um mês, combinada com raspagem subgengival, é mais eficaz do que a SRP isolada[18] . O MaR1, um mediador lipídico pró-resolução que ocorre naturalmente, foi identificado como um potencial agente terapêutico para o alívio da dor .[19]

7 CONCLUSÃO

CONCLUSÃO

As respostas às infecções no hospedeiro resultam naturalmente tanto numa resposta inflamatória aguda como na sua resolução. A inflamação é um mecanismo de defesa e a inflamação aguda é auto-limitada. A inflamação crónica resulta de uma inflamação aguda não resolvida ou não controlada. A resolução da inflamação é um processo ativo que se inicia quando a atividade de mudança de classe das enzimas produz mediadores lipídicos bioactivos pró-resolução. Os SPMs têm propriedades anti-inflamatórias e de pró-resolução. Os SPM ligam-se aos seus receptores e eliminam o tráfego de exsudados leucocitários, inibindo simultaneamente o recrutamento e a infiltração de PMN. A presença de SPMs é fundamental para a resolução da inflamação; se os seus receptores correspondentes estiverem ausentes das células-chave nos tecidos, as suas acções potenciais tornar-se-ão essencialmente nulas. Aumenta a fagocitose dos neutrófilos e macrófagos e elimina os detritos celulares, as bactérias e os seus subprodutos. A periodontite apresenta níveis mais elevados de marcadores da via SPM, indicando uma atividade pró-resolução induzida pela inflamação. A inflamação periodontal é ativamente resolvida por mediadores lipídicos especializados pró-resolução. Em diferentes condições inflamatórias periodontais, os perfis dos mediadores lipídicos, os genes receptores e o microbioma subgengival diferem. No futuro, os mediadores lipídicos ajudarão no desenvolvimento de novas técnicas de rastreio para detetar a inflamação periodontal. Os mediadores lipídicos pró-resolução que promovem a cicatrização e regeneração dos tecidos conduzirão ao desenvolvimento de novos agentes SPM moduladores do hospedeiro terapêutico.

8 BIBLIOGRAFIA

1   . Duffney PF, Falsetta ML, Rackow AR, Thatcher TH, Phipps RP, Sime PJ. Key roles for lipid mediators in the adaptive immune response. J Clin Invest. 2018 Jul 2;128(7):2724-2731. doi: 10.1172/JCI97951. Epub 2018 Jul 2. PMID: 30108196; PMCID: PMC6025978.

2   . Calder PC. Mediadores especializados pró-resolução derivados dos ácidos eicosapentaenóico e docosahexaenóico: Concentrações em seres humanos e efeitos da idade, sexo, doença e aumento da ingestão de ácidos gordos ómega 3. Biochimie. 2020 Nov; 178: 105-123. doi: 10.1016 / j.biochi.2020.08.015. Epub 2020 agosto 26. PMID: 32860894.

3   . Chee B, Park B, Fitzsimmons T, Coates AM, Bartold PM. Ácidos gordos ómega 3 como adjuvantes da terapia periodontal - uma revisão. Clin Oral Investig. 2016 Jun;20(5):879-94. doi: 10.1007/s00784-016-1750-2. Epub 2016 Feb 17. PMID: 26885664.

4   . Recchiuti A, Isopi E, Romano M, Mattoscio D. Papéis de mediadores lipídicos especializados de pró-resolução em autofagia e inflamação. Int J Mol Sci. 2020 Set 10; 21 (18): 6637. doi: 10.3390 / ijms21186637. PMID: 32927853; PMCID: PMC7555248.

5   . Basil MC, Levy BD. Specialized pro-resolving mediators: endogenous regulators of infection and inflammation. Nat Rev Immunol. 2016 Jan;16(1):51-67. doi: 10.1038/nri.2015.4. Epub 2015 Dec 21. PMID: 26688348; PMCID: PMC5242505.

6   . Nagatake, Takahiro & Kunisawa, Jun. (2019). Papéis emergentes dos metabólitos dos ácidos graxos essenciais ®3 e ®6 no controle da inflamação intestinal. Int immunol. 31. 569-577. 10.1093/intimm/dxy086.

7   . Weiss GA, Troxler H, Klinke G, Rogler D, Braegger C, Hersberger M. Níveis elevados de mediadores lipídicos anti-inflamatórios e pró-resolventes, lipoxinas e resolvinas, e níveis decrescentes de ácido docosahexaenóico no leite humano durante o primeiro mês de lactação. Lipids Health Dis. 2013 Jun 15;12:89. doi: 10.1186/1476-511X-12-89. PMID: 23767972; PMCID: PMC3698171.

8 . Kalish BT, Le HD, Fitzgerald JM, Wang S, Seamon K, Gura KM, Gronert K, Puder M. A emulsão lipídica de óleo de peixe intravenoso promove uma mudança para mediadores lipídicos anti-inflamatórios pró-resolução. Am J Physiol Gastrointest Liver Physiol. 2013Dec ;305(11):G818-28. doi: 10.1152/ajpgi.00106.2013. Epub 2013 Oct 3. PMID: 24091595; PMCID: PMC3882434.

9 . Elabdeen HR, Mustafa M, Szklenar M, Ruhl R, Ali R, Bolstad AI. Rácio de precursores de mediadores lipídicos pró-resolventes e pró-inflamatórios como potenciais marcadores de periodontite agressiva. PLoS One. 2013 Aug 12;8(8):e70838. doi: 10.1371/journal.pone.0070838. PMID: 23951021; PMCID: PMC3741366.

10 Naqvi AZ, Hasturk H, Mu L, Phillips RS, Davis RB, Halem S, Campos H, Goodson JM, Van Dyke TE, Mukamal KJ. Docosahexaenoic Acid and Periodontitis in Adults (Ácido Docosahexaenóico e Periodontite em Adultos): Um ensaio clínico randomizado e controlado. J Dent Res. 2014 Ago; 93 (8): 767-73. doi: 10.1177 / 0022034514541125. Epub 2014 Jun 26. PMID: 24970858; PMCID: PMC4126225.

11 Colas RA, Shinohara M, Dalli J, Chiang N, Serhan CN. Identificação e perfis de assinatura para mediadores lipídicos pró-resolução e inflamatórios em tecido humano. Am J Physiol Cell Physiol. 2014 Jul 1;307(1):C39-54. doi: 10.1152/ajpcell.00024.2014. Epub 2014 Abr 2. PMID: 24696140; PMCID: PMC4080182.

12 Arnardottir HH, Dalli J, Colas RA, Shinohara M, Serhan CN. O envelhecimento atrasa a resolução da inflamação aguda em ratinhos: reprogramação da resposta do hospedeiro com novos medicamentos nano-prorresolventes. J Immunol. 2014 Oct 15; 193 (8): 4235-44. doi: 10.4049 / jimmunol.1401313. Epub 2014 Sep 12. PMID: 25217168; PMCID: PMC4185223.

13 Arnardottir H, Orr SK, Dalli J, Serhan CN. Os mediadores pró-resolventes do leite humano estimulam a resolução da inflamação aguda. Mucosal Immunol.

2016 maio; 9 (3): 757-766. doi: 10.1038 / mi.2015.99. Epub 2015 Out 14. PMID: 26462421; PMCID: PMC4833718.

14 Keskiner I, Saygun I, Bal V, Serdar M, Kantarci A. A suplementação dietética com ácidos gordos ómega-3 de baixa dose reduz os níveis de fator de necrose tumoral salivar-a em pacientes com periodontite crónica: um estudo clínico controlado e aleatório. J Periodontal Res. 2017 Ago;52(4):695-703. doi: 10.1111/jre.12434. Epub 2017 Feb 8. PMID: 28177133.

15 Norris PC, Skulas-Ray AC, Riley I, Richter CK, Kris-Etherton PM, Jensen GL, Serhan CN, Maddipati KR. Identificação de clusters especializados de mediadores proresolvendo de adultos saudáveis após endotoxina intravenosa de baixa dose e suplementação de ômega-3: uma validação metodológica. Sci Rep. 2018 Dec 21;8(1):18050. doi: 10.1038/s41598-018- 36679-4. Erratum in: Sci Rep. 2019 Dec 19;9(1):19816. PMID: 30575798; PMCID: PMC6303400.

16 Tobon-Arroyave SI, Isaza-Guzman DM, Gomez-Ortega J, Florez-Alzate AA. Níveis salivares de mediadores lipídicos especializados pró-resolução como indicadores do estado de saúde/doença periodontal. J Clin Periodontol. 2019 Oct;46(10):978-990. doi: 10.1111/jcpe.13173. Epub 2019 Aug 20. PMID: 31339183.

17 Holopainen M, Colas RA, Valkonen S, Tigistu-Sahle F, Hyvarinen K, Mazzacuva F, Lehenkari P, Kakela R, Dalli J, Kerkela E, Laitinen S. Os ácidos gordos polinsaturados modificam as membranas das vesículas extracelulares e aumentam a produção de mediadores lipídicos pró-resolução das células estromais mesenquimais humanas. Biochim Biophys Ata Mol Cell Biol Lipids. 2019 Oct; 1864 (10): 1350-1362. doi: 10.1016 / j.bbalip.2019.06.010. Epub 2019 Jun 15. PMID: 31207356.

18 Kujur SK, Goswami V, Nikunj AM, Singh G, Bandhe S, Ghritlahre H. Eficácia do ácido gordo ómega 3 como adjuvante no tratamento da periodontite crónica: Um ensaio aleatório controlado. Indian J Dent Res. 2020 Mar-Abr;31(2):229-235. doi: 10.4103/ijdr.IJDR_647_18. PMID: 32436902.

19 Wang YH, Li Y, Wang JN, Zhao QX, Wen S, Wang SC, Sun T. Um novo mecanismo de mediadores lipídicos especializados em pró-resolução que atenuam a dor radicular: a interação negativa com o inflamassoma NLRP3. Neurochem Res. 2020 de agosto; 45 (8): 1860-1869. doi: 10.1007 / s11064-020-03050-x. Epub 2020 14 de maio. PMID: 32410045.

20 Lamon-Fava S, So J, Mischoulon D, Ziegler TR, Dunlop BW, Kinkead B, Schettler PJ, Nierenberg AA, Felger JC, Maddipati KR, Fava M, Rapaport MH. Dose- and time-dependent increase in circulating antiinflammatory and pro-resolving lipid mediators following eicosapentaenoic acid supplementation in patients with major depressive disorder and chronic inflammation. Prostaglandins Leukot Essent Fatty Acids. 2021 Jan;164:102219. doi: 10.1016/j.plefa.2020.102219. Epub 2020 Dez 5. PMID: 33316626; PMCID: PMC7855824.

21 Souza PR, Marques RM, Gomez EA, Colas RA, De Matteis R, Zak A, Patel M, Collier DJ, Dalli J. Suplementos de óleo marinho enriquecido aumentam as concentrações de mediadores pró-resolventes especializados no sangue periférico e reprogramam as respostas imunitárias do hospedeiro: Um estudo randomizado, duplo-cego e controlado por placebo. Circ Res. 2020 Jan 3;126(1):75-90. doi: 10.1161/CIRCRESAHA.119.315506. Epub 2019 Dec 12. PMID: 31829100.

22 So J, Wu D, Lichtenstein AH, Tai AK, Matthan NR, Maddipati KR, Lamon-Fava S. EPA e DHA modulam diferencialmente a resposta inflamatória dos monócitos em indivíduos com inflamação crónica, em parte através de mediadores lipídicos pró-resolução especializados no plasma: Um estudo aleatório, duplamente cego e cruzado. Atherosclerosis. 2021 Jan; 316: 90-98. doi: 10.1016 / j.atherosclerosis.2020.11.018. Epub 2020 Dez 7. PMID: 33303222.

23 Ferguson B, Bokka NR, Maddipati KR, Ayilavarapu S, Weltman R, Zhu L, Chen W, Zheng WJ, Angelov N, Van Dyke TE, Lee CT. Distinct Profiles of Specialized Pro-resolving Lipid Mediators and Corresponding Recetor Gene Expression in Periodontal Inflammation (Perfis distintos de mediadores lipídicos especializados pró-resolução e expressão do gene do recetor correspondente na inflamação periodontal). Front Immunol. 2020 Jun 25;11:1307. doi: 10.3389/fimmu.2020.01307. PMID: 32670289; PMCID: PMC7330171.

24 Lee CT, Li R, Zhu L, Tribble GD, Zheng WJ, Ferguson B, Maddipati KR, Angelov N, Van Dyke TE. O Microbioma Subgengival e os Perfis Especializados da Via Mediadora de Lípidos Pró-Resolução estão Correlacionados na Inflamação Periodontal. Front Immunol. 2021 Jun 10;12:691216. doi: 10.3389/fimmu.2021.691216. PMID: 34177951; PMCID: PMC8222734.

25 Hasturk H, Schulte F, Martins M, Sherzai H, Floros C, Cugini M, Chiu CJ, Hardt M, Van Dyke T. Safety and Preliminary Efficacy of a Novel Host-Modulatory Therapy for Reducing Gingival Inflammation. Front Immunol. 2021 Set 13;12:704163. doi: 10.3389/fimmu.2021.704163. PMID: 34589083; PMCID: PMC8475270.

26 .0nal MA, Fentoglu 0, Aksoy F, Calapoglu M, Varol E, Orhan H. Níveis salivares de mediadores lipídicos pró-resolução específicos de última geração (SPMs) (protectina e maresina) em pacientes com doença cardiovascular e periodontal: Um estudo de caso-controlo. J Periodontal Res. 2021 Jun;56(3):606-615. doi: 10.1111/jre.12861. Epub 2021 Mar 2. PMID: 33650687.

27 Cianci E, Recchiuti A, Trubiani O, Diomede F, Marchisio M, Miscia S, Colas RA, Dalli J, Serhan CN, Romano M. As células estaminais periodontais humanas libertam mediadores especializados de resolução de problemas e possuem propriedades imunomoduladoras e de cura reguladas por lipoxinas. Stem Cells Transl Med. 2016 Jan;5(1):20-32. doi: 10.5966/sctm.2015- 0163. Epub 2015 Nov 25. PMID: 26607175; PMCID: PMC4704879.

28 Wang CW, Yu SH, Fretwurst T, Larsson L, Sugai JV, Oh J, Lehner K, Jin Q, Giannobile WV. Maresin 1 promove a cicatrização de feridas e a regeneração óssea do soquete para a preservação do rebordo alveolar. J Dent Res. 2020 Jul;99(8):930-937. doi: 10.1177/0022034520917903. Epub 2020 maio 8. PMID: 32384864; PMCID: PMC7338694.

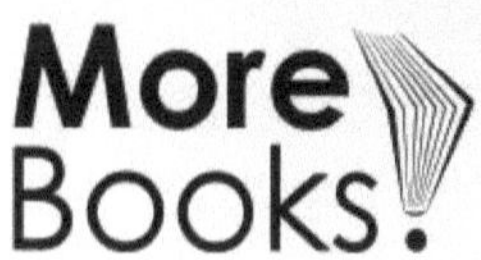

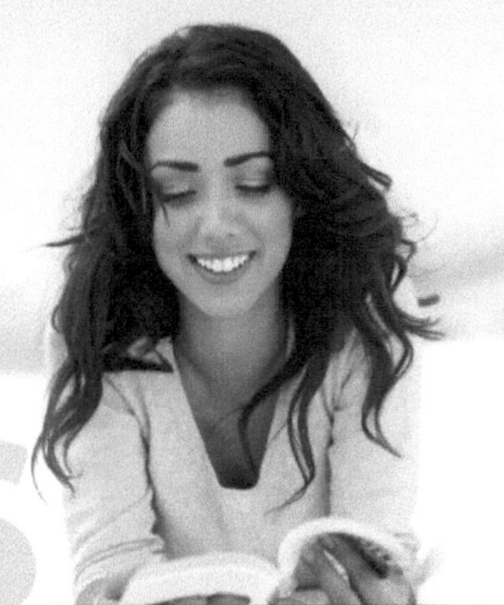

Buy your books fast and straightforward online - at one of world's fastest growing online book stores! Environmentally sound due to Print-on-Demand technologies.

Buy your books online at
www.morebooks.shop

Compre os seus livros mais rápido e diretamente na internet, em uma das livrarias on-line com o maior crescimento no mundo! Produção que protege o meio ambiente através das tecnologias de impressão sob demanda.

Compre os seus livros on-line em
www.morebooks.shop

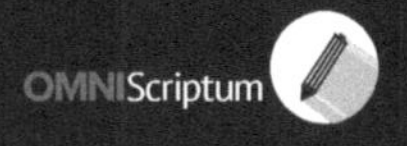

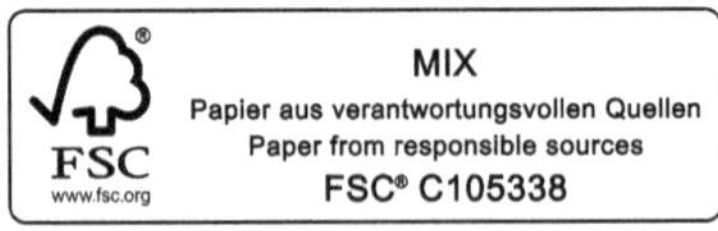

MIX
Papier aus verantwortungsvollen Quellen
Paper from responsible sources
FSC® C105338
FSC
www.fsc.org